COMMENT ON SE DÉFEND

CONTRE

L'INSOMNIE

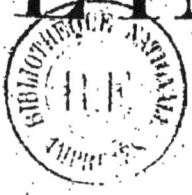

PAR

Le Dʳ P. DHEUR

Prix : 1 franc

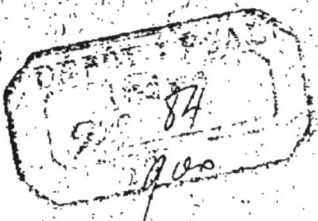

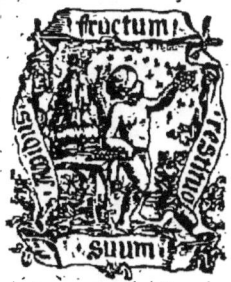

PARIS

SOCIÉTÉ D'ÉDITIONS SCIENTIFIQUES

4, RUE ANTOINE-DUBOIS, 4

PLACE DE L'ÉCOLE DE MÉDECINE

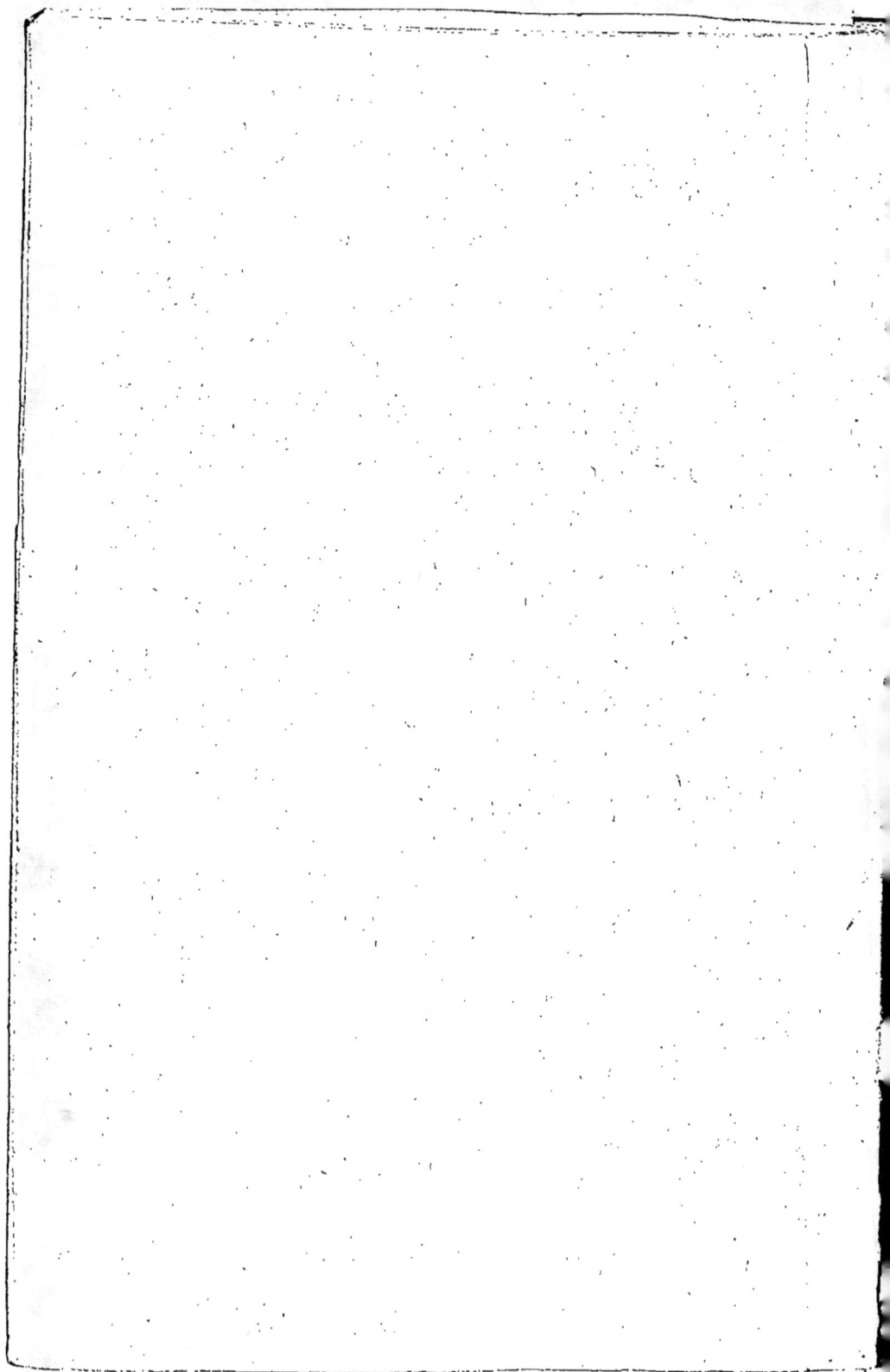

COMMENT ON SE DÉFEND

CONTRE

L'INSOMNIE

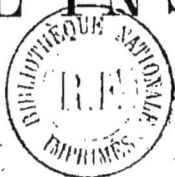

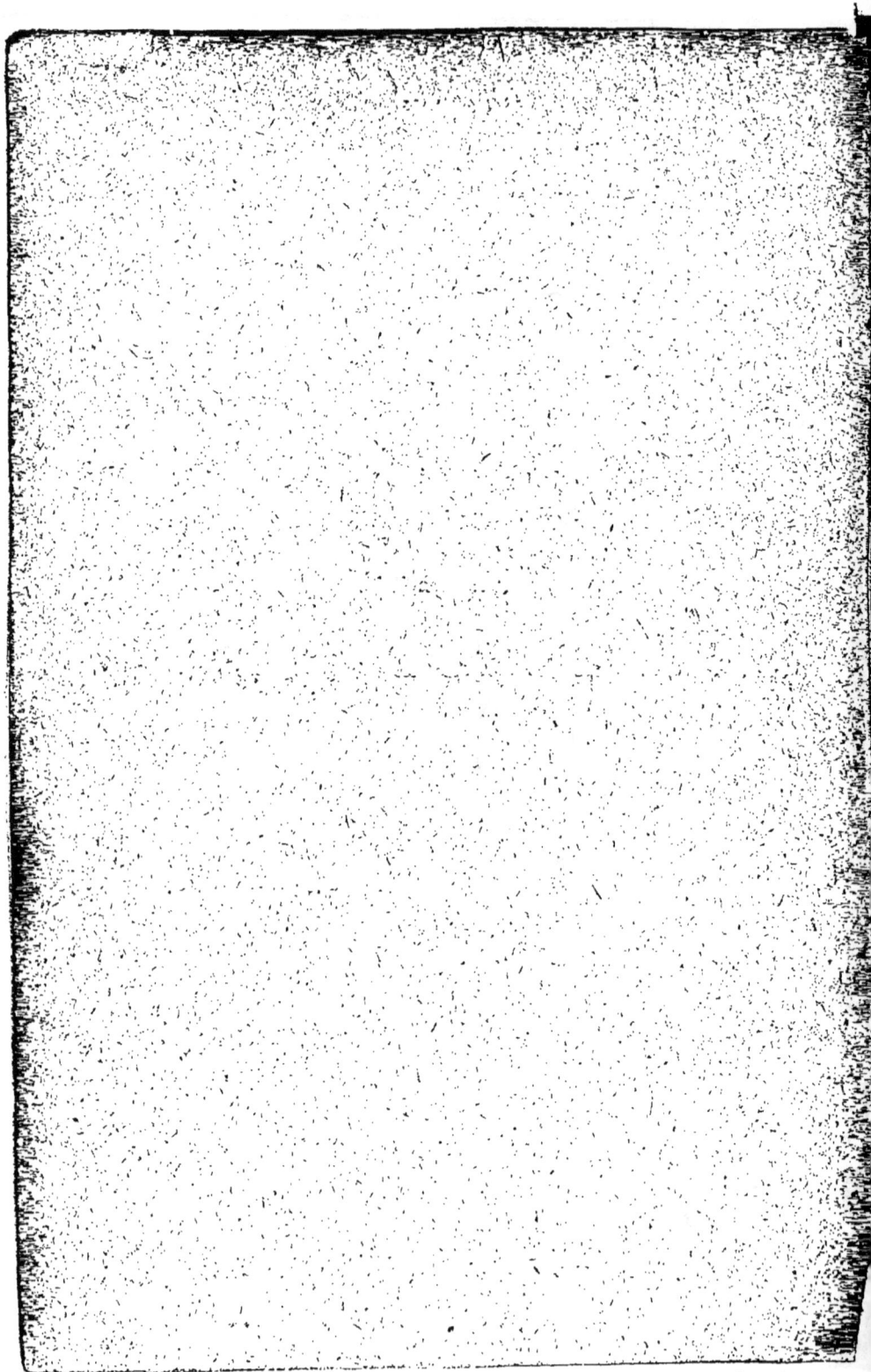

COMMENT ON SE DÉFEND

CONTRE

L'INSOMNIE

PAR

Le Dr P. DHEUR

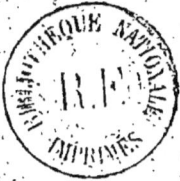

Prix: 1 franc

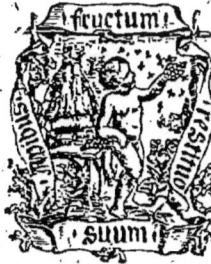

PARIS

SOCIÉTÉ D'ÉDITIONS SCIENTIFIQUES

4, RUE ANTOINE-DUBOIS, 4

PLACE DE L'ÉCOLE DE MÉDECINE

AVANT-PROPOS

Le docteur P. Dheur s'est fait un nom dans la médecine mentale, aussi avons-nous jugé utile de lui demander d'ajouter un numéro à notre collection si précieuse et si pratique des « Comment on se défend. »

Qui de nous, tourmenté par l'insomnie dont on pourrait dire, avec le fabuliste, que de même que l'attente, c'est le plus grand des maux, n'a souhaité ardemment de se voir délivré, n'a, de tous ses vœux, appelé l'ange libérateur : le bienfaisant sommeil, doux présent des cieux ? Grâce soit donc rendue à ce nouvel opuscule, puisqu'il va nous apprendre à fermer nos yeux rebelles et à engourdir notre cerveau surmené.

De même que la vertu, l'insomnie a ses

degrés. Aussi, le docteur P. Dheur appli-
que-t-il une médication différente aux divers
cas. C'est un guide sûr auquel je vous conseille, chers lecteurs, de vous abandonner :

Dr Henri LA BONNE,
licencié ès-sciences,
Directeur de la collection.

———

COMMENT ON SE DÉFEND

L'INSOMNIE

CHAPITRE PREMIER

LE SOMMEIL

Le sommeil est un acte physiologique qui nous permet de réparer l'usure produite dans notre organisme par l'activité fonctionnelle de la veille.

Chaque jour, une quantité suffisante de ce repos bienfaiteur est nécessaire à l'homme; celui qui ne fait pas tous ses efforts pour l'obtenir, viole les lois de la nature, et ne tarde pas à en subir les conséquences.

Rendre le sommeil aux malades, indépendamment de la cause qui leur a fait perdre, sera toujours une des premières indications thérapeutiques ; doser exactement ces heures de repos suivant l'âge, le sexe, le tempérament, est une règle d'hygiène de la plus impérieuse nécessité. Faire dormir ceux qui, même en dehors de toute cause apparente, sont atteints de la plus terrible des tortures, l'insomnie, est une tâche parfois difficile, mais que nous allons chercher à remplir.

Je ne veux pas augmenter encore les souffrances des malheureux qui liront peut-être ces lignes, dans l'espoir d'y trouver un remède à leurs maux, en leur vantant les bienfaits du sommeil et les dangers de l'insomnie ; cependant, il est nécessaire que je dise quelques mots de l'un et de l'autre, avant d'arriver au traitement, véritable but de ce travail.

Le sommeil, avons-nous dit, favorise la nutrition des organes en diminuant l'activité vitale et les oxydations. Il est essentiellement réparateur, car, s'il est vrai que les réparations de l'organisme se font aussi bien, durant la veille que durant le sommeil, il est vrai aussi, ainsi que le dit H. Spencer, que la perte est plus grande que le gain pendant le jour, tandis que pendant la nuit, les pertes sont presque nulles.

« Si l'on distingue dans la nutrition, dit Mathias Duval, les deux périodes d'assimilation et de désassimilation, on peut dire que, dans le sommeil, l'assimilation prédomine et que la désassimilation est ralentie. Aussi, l'inhalation d'acide carbonique est-elle diminuée ; il en est de même de la production d'urée ; la proportion qui en est produite pendant le sommeil, est beaucoup plus faible que celle qui correspond à la veille, car, d'après Vogel, la quantité excrétée pendant les douze heures de jour, est de

42 grammes, et seulement de 36 pendant les douze heures de nuit. C'est en considération de cette prépondérance de l'assimilation sur la désassimilation, qu'on apprendra que le sommeil est un accumulateur » (1).

L'action du sommeil est proportionnée à sa durée. Il devra être plus ou moins long, suivant les circonstances, l'âge, les tempéraments, les assimilations et désassimilations étant plus ou moins actives. Dans l'enfance, dans les convalescences des maladies graves, ou après les traumatismes, le sommeil devra être plus prolongé que dans la vieillesse par exemple, où les échanges nutritifs sont très ralentis. De là, la nécessité non seulement de faire dormir, mais encore de doser le sommeil.

Rarement, le sommeil s'établit d'emblée ; ordinairement, ce n'est que peu à peu qu'il envahit l'organisme. Tout d'abord apparaît le bâillement, l'attention diminue, les mouvements volontaires se ralentissent, puis disparaissent, certains muscles entrent en résolution, les paupières se ferment, l'ouïe disparaît, la conscience du moi est détruite, et le sommeil est définitivement établi.

Les organes des sens, les nerfs moteurs et sensitifs, le cerveau même, sont, il est vrai, encore excitables, mais l'excitation reste localisée, elle n'a plus le pouvoir de produire cette série indéterminée de reflexes, qui, chez l'homme éveillé, donnent lieu, aussi bien

(1) Mathias Duval. *Sommeil.*

à un monde d'idées nouvelles, qu'à une série de mouvements dits volontaires.

« Ce qui est essentiellement aboli dans le sommeil, dit Duval, c'est la fonction régulière qui lie les impressions extérieures avec le travail cérébral, et celui-ci avec les réactions volontaires, c'est la coordination normale des fonctions de relation » (1).

Les réflexes médullaires seuls sont exagérés, l'homme devient ainsi comparable au pigeon à qui le physiologiste a enlevé les hémisphères cérébraux.

A la résolution musculaire et à l'affaiblissement des sensations, se joint un rythme respiratoire, plus lent et plus régulier, une diminution du nombre des pulsations cardiaques. Les échanges gazeux sont modifiés, il y a accumulation d'oxygène et abaissement de la température, les secrétions elles-mêmes se ralentissent, tout trahit le repos dont jouit l'organisme.

Les anciens croyaient que la cause du sommeil se trouvait dans la compression du cerveau, par le sang veineux, au niveau de la partie postérieure de la tête, et principalement au confluent des *sinus dure-mériens* appelés par eux vis ou pressoir d'Hérophlile.

Ducham, en 1860, à la suite d'expériences remarquables, arriva à des conclusions tout opposées. « Tout ce qui augmente, dit-il, l'activité dans la circulation cérébrale, tend à assurer la veille, et tout ce

(1) Duval. *Physiologie.*

qui diminue cette activité, et en même temps n'altère pas la santé générale, tend à assurer le sommeil.

Claude Bernard arriva aux mêmes conclusions. Le cerveau, dit-il, est soumis à la loi commune qui régit la circulation du sang dans tous les organes ; quand il sommeille et que les fonctions en sont suspendues, la circulation y devient moins active ; elle augmente, au contraire, dès que la fonction vient à se manifester. Le cerveau ne fait pas exception à cette loi générale, car il est prouvé aujourd'hui que l'état de sommeil coïncide, non pas avec la congestion, mais avec l'anémie cérébrale.

Ces deux auteurs constatent de plus que le résultat est le même dans le sommeil normal et dans celui produit par les hypnotiques. Les nombreux travaux qui ont été publiés depuis, n'ont fait que confirmer cette façon de voir.

Mais, je ne puis m'étendre davantage sur ce sujet, sans sortir du cadre de ce travail, je ne veux plus que dire quelques mots très courts sur les méfaits de l'insomnie, pour passer ensuite à son traitement.

CHAPITRE II

LES MÉFAITS DE L'INSOMNIE

Après ce que nous avons dit du sommeil, on comprendra facilement que l'insomnie augmente les pertes de l'organisme et en suspend les réparations; à ce point de vue, ainsi que le fait remarquer Mathias Duval, elle se comporte comme la fièvre et la diète, et comme elles, en se prolongeant, mène à la cachexie et même jusqu'à la mort.

Le plus souvent, l'insomnie est déjà liée à un état pathologique dans lequel elle a puisé sa source et dont elle ne fait qu'exagérer les effets. Agissant sur le physique et sur le moral du malade, rien mieux qu'elle n'est apte à le conduire à grands pas vers le marasme.

Que de nerveux, que de fébricitants, que de traumatisés, ne doivent la vie qu'à un peu d'opium et à quelques heures de sommeil ! Que de maladies mentales on aurait pu éviter, si l'on avait fait cesser l'insomnie, cause de tout le mal ! Renaudin cite à ce sujet, des observations qui ne laissent aucun doute. En général, dit-il, lorsqu'une cause morale a été le point de départ de l'aliénation mentale, il est rare que l'insomnie n'ait pas joué un rôle important dans la pathogénie de l'affection, qui ne s'est définitivement prononcée que quand l'état somatique a été de la partie, par suite de la perturbation fonctionnelle résultant de l'insomnie.

Guéneau de Mussy, cite de son côté, plusieurs affections de l'encéphale qui ne reconnaissent pas d'autres causes ; ainsi sont morts Newton et Lorry.

C'est par l'insomnie que s'annonce le retour des accès périodiques ; chez les malades à délire continu, c'est elle qui avertit des recrudescences des conceptions délirantes et de l'excitation ; c'est elle encore qui conduit à la cachexie, au marasme et à la mort, certains maniaques chez lesquels il est impossible de reconnaître d'autres causes de déperdition.

Faut-il, d'autre part, rappeler le rôle que joue l'insomnie dans les maladies de l'estomac, ainsi que son action toujours des plus funestes sur le moral des malades ?

Même lorsque le manque de sommeil se montre en dehors de toute autre cause de déperdition, lorsque l'organisme est suffisamment fort pour résister à son action, il en résulte toujours un dépérissement et une excitation cérébrale des plus funestes. Chez les infirmiers, les veilleurs de nuit, le caractère devient difficile et irritable, l'intelligence baisse et l'on en a même vu certains arriver jusqu'à la stupidité la plus absolue.

Lorsqu'on songe combien est impérieux le besoin de dormir, lorsqu'on pense à celui qui est condamné à passer seulement 2 ou 3 jours sans sommeil, on comprend facilement quelle influence néfaste doit avoir l'insomnie.

Mais, ce sont là de tristes consolations à donner à ceux qui appellent à grands cris le sommeil, appliquons-nous plutôt à les soulager.

L'insomnie est donc la privation partielle ou totale du sommeil, occasionnée par une excitation anormale du cerveau, tendant à en prolonger l'activité, en dehors des heures ordinairement consacrées au travail cérébral.

Cette excitation peut être centrale, comme dans toutes les maladies qui provoquent l'hyperémie des méninges et de l'encéphale, comme encore lorsqu'il y a nutrition insuffisante des éléments nerveux, anémie, neurasthénie, comme, enfin, dans les intoxications, lorsqu'il y a action directe des poisons sur les cellules nerveuses. Elle peut aussi avoir une origine périphérique, comme dans les névralgies, les douleurs, les blessures, etc... mais, dans tous les cas, le résultat reste le même.

Nous voyons, d'après ce qui suit, que les causes de l'insomnie peuvent être multiples; nous allons tenter de les grouper d'une façon sinon absolument rigoureuse, du moins rationnelle.

CHAPITRE III

L'INSOMNIE LIÉE AU NERVOSISME

L'Insomnie se montre parfois sur des sujets bien portants, mais alors elle est de courte durée, et les désordres momentanés qu'elle entraîne sont rapidement réparés dans les nuits suivantes.

Il est cependant des individus jouissant, en apparence, d'une santé parfaite, chez lesquels elle devient fréquente, habituelle même, et chez qui, parfois, elle se présente avec une fatalité désespérante, toujours dans les mêmes conditions, toujours aux mêmes heures de la nuit.

Dès le coucher du soleil, une appréhension profonde saisit ces malades ; c'est remplis d'une inquiétude marquée qu'ils se livrent au premier sommeil, sachant que bientôt ils vont se réveiller, compter les heures, ou encore rêvasser, poursuivis par les idées les plus burlesques et les plus pénibles, jusqu'au moment où le jour viendra mettre un terme à leurs souffrances.

Ces gens-là, ce sont les nerveux, leur maladie constitue, par sa forme même, une sorte de névrose.

Le nerveux n'est pas, à proprement parler, un malade, c'est simplement un homme qui, soit à la suite d'excès, soit par suite d'influence héréditaire, est exposé à le devenir. Il y a simple nécessité pour lui de se surveiller et de parer aux premiers incidents qui, sur un terrain trop susceptible, pourraient prendre des proportions qu'ils n'auraient pas chez d'autres individus.

Du reste, si les nerveux sont souvent sujets à des accès d'insomnie, ils offrent généralement aussi une résistance plus grande, à la débilité qui lui fait suite, que les autres malades.

Mais, même chez le nerveux, il faut une cause première d'excitation cérébrale ; un point de départ, un prétexte à l'insomnie, pour qu'elle se développe ; plus tard, seulement, elle pourra se suffire à elle-même par suite de l'excitation intellectuelle qu'elle procure et dont nous avons déjà parlé. Malheureusement les occasions ne lui manquent pas, et, chose plus grave encore, c'est que ces occasions, loin d'être accidentelles, sont, le plus souvent, durables, et, par conséquent, ne sont que plus favorables pour établir la maladie d'une façon solide et incurable.

Avant d'aller plus loin, je tiens à faire remarquer que les nerveux eux-mêmes peuvent aussi être affectés par des causes d'insomnie dont nous parlerons plus loin (douleurs, intoxication, infection, etc.).

Le manque de sommeil n'en sera alors que plus complet et plus rebelle au traitement, mais, je considère ici simplement les causes qui peuvent agir sur un homme qui, à part son tempérament nerveux, peut être considéré comme absolument sain.

La première et la plus importante se trouve certainement dans la profession même des malades.

Certaines professions, en effet, entretiennent dans le cerveau une tension constante qui, loin d'être atténuée aux heures de repos, se manifeste encore par un état de congestion et d'excitation de l'encéphale, qui l'empêche de reposer.

Tels sont les savants, les chercheurs, les hommes politiques, certains négociants, certains journalistes.

L'excitation cérébrale leur est nécessaire; c'est elle qui leur permet de suffire à leur besogne accablante, de surmonter toutes les difficultés, de triompher de tous les obstacles, c'est elle, en un mot, qui leur donne le montant nécessaire, indispensable, pour faire mieux et plus vite que les autres. Aussi, ont-ils bien garde de chercher à atténuer cette excitation, ils la développent même; font empiéter les heures d'activité cérébrale sur les heures de repos, ne se doutant pas que, comme dit Bacon, les nuits sans sommeil abrègent les jours.

Non seulement le système nerveux fait ainsi d'énormes dépenses; mais il ne peut plus les réparer. Lorsque le travailleur acharné, accablé de fatigue, veut se reposer, l'excitation cérébrale, la congestion persistent et font fuir le sommeil.

Chez d'autres, de simples passions jouent le même rôle et entretiennent le cerveau dans un état constant d'activité. L'envie, la crainte, l'ambition, les chagrins de toutes sortes, servent de prétexte à l'insomnie, pour paraître une première fois, puis, celle-ci produisant à son tour de l'excitation, se suffit à elle-même ; le pli est pris, elle règne en maîtresse.

Les malades de cette sorte, arrivés à la période où l'insomnie est définitivement installée, usent à tort et à travers des hypnotiques. Certains leur semblent inefficaces, d'autres ne leur conviennent pas pour telle ou telle raison, d'autres enfin, exagèrent manifestement leur insomnie ; finalement, ils ne savent plus à quel saint se vouer.

Cependant, lorsque l'état nerveux est seul en cause, c'est une grande faute de désespérer de la guérison, étant donné qu'une hygiène bien entendue suffit souvent à elle seule pour amener le sommeil.

La première chose à faire est celle que n'essait presque jamais le malade, c'est de chercher à se soigner dès le début, par les moyens les plus simples.

Tout d'abord, il est de toute nécessité de diminuer le plus possible le travail intellectuel, toute occupation de nuit devra être rigoureusement proscrite même pendant les heures d'insomnie. On recommande souvent de lire ou de compter pour amener le sommeil ; chez cette sorte de malades, il n'y a pas de moyen plus détestable. L'action de lever et de baisser 30 ou 40 fois les paupières, serait peut-être

plus efficace, mais je conseille de ne pas trop compter sur ce moyen.

Le calme, le séjour à la campagne, un exercice
physique suffisant, des repas réguliers, la cessation
de tout travail après le dîner, auront beaucoup plus
de chances encore de réussir.

Avant d'arriver aux moyens thérapeutiques proprement dits, il faudra encore essayer de l'hydrothérapie, des lotions froides, des frictions alcoolisées,
des sinapismes aux pieds ou des bains de pieds sina-
pisés, en un mot de tout ce qui tend à remettre le
cerveau dans son état normal au moment du sommeil.

Déjà, par ces simples moyens appliqués régulière-
ment et avec intelligence, bien des guérisons peuvent être obtenues ; mais s'il faut absolument user
de remèdes, le premier auquel on devra s'adresser
dans ces cas particuliers, ce n'est pas un somnifère,
c'est le bromure de sodium. On obtient souvent des
résultats remarquables en prenant pendant un certain temps, de 2 à 4 cuillerées à soupe par jour
de la potion suivante :

Bromure de sodium........   16 gr.
Eau distillée..............   40 gr.
Sirop d'écorce orange amère.   q. s. p. 250 c. c.

Dans certains cas cependant, l'on est obligé d'avoir
recours à un hypnotique vrai.

Le chloral est alors tout indiqué sous forme de
sirop de chloral ou de Follet, 2 à 4 cuillerées avant
de se coucher.

Parfois on se trouve bien d'associer le chloral à la morphine.

Sirop de chloral............... 20 gr.
Sirop de morphine............. 10 gr.
à prendre en 2 fois.

Cependant nous conseillons de prendre toujours le chloral associé au bromure, et, l'une des meilleures de ces associations est certainement le « bromidia ».

Bromidia 1/2 à 1 cuillerée à café toutes les heures, jusqu'à obtention du sommeil.

Dans certains cas, le chloral est mal supporté, dans d'autres, comme dans les maladies de cœur, il est formellement contre-indiqué, l'on devra alors s'adresser de préférence à la paraldéhyde.

Potion d'Yvon.
Paraldéhyde.................. 2 gr.
Teinture de vanille........... XX
Sirop de laurier cerise........ 30 gr.
Eau de tilleul................ 70 gr.
à prendre en 2 fois.

Le sulfonal en cachets de 0,50 cent. réussit bien aussi parfois.

Prendre de 1 à 3 cachets après le repas, avant une tasse chaude d'infusion de feuilles d'orangers.

Nous donnons plus loin la liste des hypnotiques, qui sont destinés à rendre le plus de service dans

les divers cas ; ne pouvant multiplier ici les formules, nous prions le lecteur de vouloir bien s'y rapporter.

Mais je le répète, il est toujours nécessaire de
commencer par les moyens les plus simples, par les
doses les plus faibles, par les médicaments les moins
actifs, pour ne rechercher que plus tard les effets les
plus puissants, qui, dans la majorité des cas, ne doivent pas être atteints.

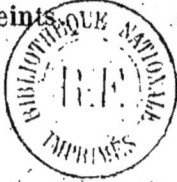

CHAPITRE IV

INSOMNIE DES NEURASTHÉNIQUES

Nous venons de voir chez des individus que nous avons seulement qualifiés de nerveux, l'insomnie apparaître à la suite d'une simple exagération de l'activité cérébrale. Or, que ce surmenage intellectuel et moral persiste et il conduit vite à l'épuisement nerveux, à la neurasthénie, qui s'accompagne elle-même d'un manque de sommeil, qui offre une résistance désespérante aux moyens thérapeutiques.

Si, en effet, tous les cas de neurasthénie ne sont pas liés exclusivement au surmenage intellectuel et moral, du moins en est-il souvent ainsi et c'est surtout dans ces cas là, que l'insomnie se montre particulièrement intense et particulièrement rebelle.

Dans certains cas, même, elle constitue à elle seule le symptôme apparent de la neurasthénie, formant ainsi comme une névrose particulière. Dans d'autres cas elle s'associe au contraire à la céphalée, aux troubles cérébraux et aux diverses perturbations organiques. Toujours, elle constitue la plus pénible des tortures, la plus grave des causes d'épuisement et souvent aussi la plus tenace des manifestations de cette terrible maladie.

La forme la plus fréquente de l'insomnie neurasthénique est la suivante : le malade se couche, dort 2 ou 3 heures, puis se réveille, cherchant vainement à retrouver le sommeil pendant tout le reste de la nuit.

D'autres au contraire, restent les yeux ouverts jusqu'au matin, et ne commencent à reposer qu'aux premières heures du jour. D'autres enfin, ont un sommeil entrecoupé de rêves pénibles ; chez eux, la sensation spéciale du réveil disparaît et les moments d'insomnie leur semblent infiniment plus longs que les instants de repos ; ils croient n'avoir pas fermé les yeux de la nuit.

Dans tous les cas, les malades se lèvent la tête lourde, courbaturés, harassés et ce n'est que bien avant dans la journée que ce sentiment pénible commence à se dissiper.

La moindre contrariété, la moindre fatigue intellectuelle exagère encore cette insomnie, qui dure parfois des mois. Souvent il est vrai, le manque de sommeil n'est pas complet, mais les heures de repos sont toujours insuffisantes pour assurer les réparations.

Chez quelques malades, on remarque une résistance étonnante aux effets débilitants de l'insomnie, mais dans la majorité des cas, celle ci reste le symptôme le plus pénible, celui qui retarde la guérison, accroît même sans cesse le mal et mène rapidement à la cachexie.

Nous devons répéter ici ce que nous avons déjà dit pour les nerveux, il faut tout d'abord commencer par les moyens les plus simples, qui, alliés à une bonne hygiène, pourront déjà donner des résultats.

Repos, calme, suppression de toute fatigue intellectuelle, de tout travail, surtout après le souper, exercice corporel modéré, etc...

Le traitement moral joue aussi un grand rôle ; il est indispensable de rassurer le malade, de lui faire entrevoir qu'avec de la patience, il peut arriver à modifier un état, qu'il a en général jusque-là très mal soigné.

L'hydrothérapie, sous forme de douches, d'ablutions froides, est très bien supportée par ces malades et donne de bons résultats.

Quelques-uns tireront, au point de vue du sommeil, les plus grands bénéfices, du bain électrique, et en particulier du bain électro-statique positif. Ce bain lorsqu'il est bien supporté, est du reste un excellent remède contre la neurasthénie elle-même.

Quant aux hypnotiques à employer, ce sont d'abord le bromure et le chloral, ou les deux, associés sous forme de bromidia, suivant les formules que nous avons déjà citées.

Si, en même temps que l'insomnie, se trouvent des troubles gastriques ou cardiaques s'opposant à l'emploi de ces médicaments, on devra user du sulfonal,

1 à 3 gr. en cachets, ou mieux encore du tétronal et du trional 1 gr. en cachets, qui agissent plus rapidement et plus sûrement.

Dans quelques cas, on aura avantage à joindre l'action analgésique de l'antipyrine à celle du sulfonal.

Sulfonal...................... 0,50 cent.
Antipyrine................... 0,25 cent.

pour 1 cachet ; prendre 2 de ces cachets après le repas, tout de suite avant une infusion de feuilles d'orangers très chaude.

L'hypnal, qui est hypnotique et analgésique à la fois, répond à la même indication. Quoique peu connu, c'est un très bon médicament, sans saveur désagréable et non irritant.

Hypnal..................... 0,50 cent.

pour 1 cachet, prendre 3 de ces cachets avant de se coucher, dans l'espace d'une heure.

Bien d'autres hypnotiques pourront rendre des services ; nous prions le lecteur de s'en rapporter à la liste que nous donnons plus loin.

Enfin tout ce qui sera apte à relever les forces, à favoriser la nutrition ; le traitement général de la neurasthénie en un mot, agira de la façon la plus favorable sur l'insomnie.

CHAPITRE V

INSOMNIE DES INTOXIQUÉS

Parmi les intoxiqués chroniques, ceux qui sont le plus souvent sujets à l'insomnie, sont certainement les morphinomanes, et cela, pour plusieurs raisons.

La première se trouve dans l'action même de la morphine sur l'économie.

Il peut sembler étrange, au premier abord, de dire que la morphine, dont on a tant vanté les qualités somnifères, puisse empêcher de dormir, et cependant, c'est là une vérité absolue dont tous les morphinomanes se rendent bien compte.

L'opium n'est pas, en effet, à proprement parler, un hypnotique ; s'il fait dormir dans certains cas, c'est uniquement en supprimant une douleur, une excitation périphérique qui tient le cerveau éveillé.

Loin d'agir comme les autres hypnotiques, il congestionne le cerveau et l'excite. Du reste, les exemples de personnes prenant de l'opium et de la morphine comme excitants, ceux de malades passant une nuit blanche à la suite de l'absorption d'une pilule d'extrait de thébaïque, ne sont pas rares.

Quoiqu'il en soit, il est un fait incontestable, c'est que l'usage prolongé de la morphine produit une insomnie des plus rebelles et qui ne cessera que lorsque le poison sera éliminé, lorsque l'organisme des intoxiqués pourra reprendre toute sa force vitale.

Mais, il se produit ici ce qui se produit pour les autres toxiques, lorsqu'on commence à diminuer les doses, les effets se font sentir encore à un plus haut degré, et le malade à qui sa lâcheté inouïe ne permet pas d'affronter cette épreuve qui serait pourtant la dernière, tente timidement, soit d'augmenter, soit de diminuer les doses et continue à ne pas dormir.

Faible et excité à la fois, il se couche accablé par les fatigues de la journée et dort quelques instants pour supporter ensuite le plus indicible des supplices jusqu'aux premières heures du jour. Le matin, il parvient à retrouver un peu de sommeil, mais le plus souvent interrompu par de nombreux et insupportables cauchemars. Arrive le réveil, inquiet, fatigué, épuisé, le malade souffre cruellement, et.... il recommence sa première piqûre.

Mais il y a une autre cause, pour laquelle le morphinomane ne dort pas, c'est qu'il est le plus souvent doublé d'un névropathe et que tout ce que nous avons déjà dit des nerveux, s'applique également à lui.

Enfin, il y a une troisième raison qui, à elle seule

suffirait, même chez un individu tout à fait bien portant, pour supprimer le sommeil, c'est qu'il est en même temps cocaïnomane. Il est souvent même plus, car il prend pour relever ses forces, une série de médicaments tels que la caféine par exemple, bien fait pour exagérer l'insomnie. Au milieu de cette polyintoxication, il devient parfois difficile de savoir quelle est la drogue qui a agi de la façon la plus active pour enlever le sommeil.

La cocaïne est certainement, après la morphine, le médicament qui conduit le mieux à ce résultat.

Même à très petite dose, chez les névropathes au système nerveux excitable, elle produit une excitation cérébro-médullaire et des troubles circulatoires assez intenses pour nous expliquer l'insomnie qui suit son ingestion.

Le manque de sommeil s'observe surtout chez les personnes qui font un usage continu de la cocaïne, même à petite dose, nous le répétons,

Bientôt apparaissent, le manque d'appétit, des transpirations confuses, des vertiges, de la céphalalgie et une insomnie des plus rebelles.

L'absinthisme chronique se traduit aussi parfois, par des symptômes à peu près semblables; troubles de la sensibilité, cauchemars, crampes, dépression physique et intellectuelle qu'accompagne bientôt une perte plus ou moins complète du sommeil.

L'usage exagéré de l'alcool, du café, du tabac même, peut, chez certains individus, produire l'insomnie. Mais je ne puis passer en revue chaque intoxication et du reste dans les divers cas, la thérapeutique reste sensiblement la même.

Je regrette d'avoir à le dire, mais le seul, le vrai, l'unique remède est la suppression du poison. Beaucoup espéraient peut-être trouver ici indication de quelque palliatif qui, satisfaisant leur faiblesse, encourage leur vice, mais, je ne veux pas leur en donner et je ne le puis pas,

Tant que la cause de l'insomnie doit persister, celle-ci subsistera ; les médicaments, les soins hygiéniques qu'ils prendront pour atténuer l'effet du poison, n'auront qu'une action tout à fait éphémère ; les hypnotiques ne seront plus bientôt que d'inutiles et nuisibles intoxications nouvelles à ajouter à celles qui existaient déjà.

Et cependant, il leur est si simple de retrouver le sommeil ; un peu de courage et la guérison est là, sûre, certaine, infaillible.

Le morphinomane aura, il est vrai, avant d'arriver à ce résultat, à traverser une période d'insomnie peut-être encore plus forte, mais elle sera très courte, ce sera la dernière, et grâce à l'aide puissant des hypnotiques, on pourra en diminuer de beaucoup l'intensité.

Les règles d'hygiène que nous avons donné pour les autres, s'appliquent également au morphinomane. Son insomnie le pousse souvent à lire jusqu'à des heures avancées de la nuit, c'est là une habitude qu'il faut perdre ; il doit se coucher de bonne heure et aussitôt couché, éteindre sa lampe.

L'hydrothérapie, le massage, l'électricité, seront d'un puissant secours, l'insomnie n'ayant, du reste, guère une tendance à s'accroître que dans les derniers jours de la suppression, au moment où il ne reste pour ainsi dire plus de morphine.

Il est alors un remède qui se montre parfois tout à fait héroïque, même à petite dose (1 à 2 gr.) et auquel on songe rarement, c'est tout simplement le bromure de sodium. Je l'ai vu réussir dans bien des cas où les hypnotiques étaient restés sans effet.

S'il faut user d'un hypnotique vrai, je crois que celui que l'on doit choisir entre tous dans ces cas particulier, c'est la paraldéhyde (voir plus haut potion d'Yvon).

Dans les derniers jours de la suppression, l'on obtient souvent des résultats remarquables et l'on voit même le sommeil reparaître parfois complétement, en injectant une seringue ou une demi-seringue de Pravaz (1 cc.) de la solution suivante :

Sulfate d'atropine................ 0,01 cent.
Eau de laurier cerise .... 20 gr.

L'hyoscine qui ne doit être maniée qu'avec beaucoup de précaution et en se servant d'une solution récente et bien faite, donne aussi d'excellents résultats.

Hyoscine......................... 0,01 cent.
Eau acidulée .... 20 gr.
injecter de 1/4 à 1/2 seringue de Pravaz 1 cc.
par jour.

Cependant, il ne faut pas oublier que l'on doit non seulement, dans ces cas là, avoir en vue l'insomnie, mais bien aussi parer à toutes les indications fournies par la suppression de la morphine, et qu'en traitant l'un, on traite l'autre.

Dans l'intoxication par la cocaïne, le premier devoir est toujours de supprimer le poison. Le massage, l'électricité, l'hydrothérapie alliés aux toniques, donnent de bons résultats.

Souvent, ce seront autant les calmants et les antispasmodiques que les hypnotiques qui rétabliront le sommeil. En cas d'insuffisance, on pourra s'adresser aux somnifères, en faisant attention à les employer selon les principes que nous donnons plus loin, plusieurs d'entre eux ayant des contre-indications formelles.

Nous avons là une cure difficile à faire à cause du manque de volonté des malades, mais tout au moins sommes-nous surs du succès final.

CHAPITRE VI

INSOMNIE CAUSÉE PAR DES AFFECTIONS DOULOUREUSES

Je ne puis passer ici en revue la liste énorme des maladies qui, par les douleurs qu'elles entraînent, occasionnent une insomnie qui, dans la plupart des cas, vient aggraver singulièrement le pronostic de certaines de ces affections.

Pour n'en citer que quelques-unes, notons les gastralgies, les rhumatismes, les névralgies diverses, la néphrite, la péritonite, les ulcérations et cancers de l'estomac, de l'utérus, du péritoine, etc...

Parmi ces affections, les unes sont relativement légères ou tout au moins de courte durée, le trouble du sommeil ne constituera alors qu'une complication fâcheuse pour le malade, mais facilement réparable.

D'autres, au contraire, comme certaines névralgies, certaines sciatiques, parfois le zona, ne met-

tent pas, par elles-mêmes, l'existence du malade en
danger, mais, cependant, par leur prolongation trop
grande, entraînent un état de misères physiologi-
ques qui peut avoir les plus funestes conséquences.
C'est surtout dans ces cas là que l'insomnie joue un
rôle terrible, aussi prolongé, aussi rebelle que la
douleur elle-même, elle cause encore mieux qu'elle
la dénutrition et la cachexie. Agissant en même
temps sur l'état physique et sur l'état moral du
malade, elle le conduit vite au marasme et à la
mort.

Parfois aussi, la maladie est incurable d'emblée,
mais, le malade a devant lui une survie relativement considérable, la douleur, sans être très violente,
est cependant suffisante pour ne permettre qu'un
sommeil incomplet.

Enfin, l'affection douloureuse comme dans les
cancers arrivés à leur dernière période, non seulement est incurable, mais encore elle produit des
douleurs très intenses, une insomnie des plus rebelles qui doit persister pendant les quelques heures
qu'il reste encore au malade à vivre. Notre devoir
c'est de leur faire passer quelques heures à dormir.

Le remède par excellence des insomnies liées à la
douleur, c'est l'opium. Supprimant la souffrance,
cause de tout le mal, il ne tarde pas à ramener le
sommeil au grand bénéfice de l'organisme.

Les formes médicamenteuses nombreuses sous

lesquelles se présente ce médicament, seront d'une grande utilité suivant les cas.

Elixir parégorique............ 2 à 10 gr.
Extrait de thébaïque......... 2 à 10 cent.
Laudanum de Sydenham...... V à XL gouttes,
etc...

Le sirop de morphine. .... 20 à 40 gr.
Les gouttes blanches.......... I à II gouttes ;
La morphine en pilules...... 1 à 2 cent.,
rendront de nombreux services.

Dans les cas de névralgies, il sera de toute nécessité de s'adresser, avant tout, à la cause même du mal, suivant les cas.

La quinine, l'antipyrine, le salol, le salycilate de soude, le mercure même faisant disparaître le mal, feront retrouver le sommeil.

Souvent même, les applications purement locales de chlorure d'éthyle, de salycilate de méthyle, d'éther, auront le même résultat.

Les hypnotiques devront être associés, le plus souvent, aux analgésiques, ou bien on devra employer des médicaments qui, comme l'hypnal, agissent à la fois sur le sommeil et sur la douleur. Ce choix devra toujours être fait avec beaucoup de circonspection et on devra s'assurer que le médicament employé n'exerce aucune action défavorable sur l'organe malade.

Inutile de dire que pour les piqûres de morphine,

l'on devra, autant que possible, éviter de les faire chez des personnes ayant une tare névropathique.

C'est surtout chez les malades porteurs d'une affection douloureuse chronique et ne mettant pas leur vie immédiatement en danger, qu'on devra redouter la morphinomanie.

Cependant, certaines affections occasionnent des douleurs d'une intensité telle, qu'on est autorisé à leur faire une piqûre de 1/2 à 1 cent. de morphine.

Dans les coliques hépatiques, il est bon d'associer la morphine à l'atropine.

Sulfate d'atropine.............. 0,01 cent.
Chlorhydrate de morphine........ 0,10 cent.
Eau distillée.................. 20 gr.

de 1 à 2 seringues de Pravaz d'un cc. par jour.

CHAPITRE XII

INSOMNIE DANS LES MALADIES INFECTIEUSES

Dans la variole, l'insomnie se montre souvent, dès la période d'invasion, accompagnant la fièvre. Lorsqu'il existe, cet état des plus pénibles décrit par Trousseau, d'adynamie, d'angoisse, d'endolorissement général, l'insomnie est absolue.

Elle semble vouloir céder un peu au moment de la période d'éruption, le sommeil se rétablit même généralement, sauf dans les cas graves. Mais bientôt apparaît la période de suppuration avec l'exagération de tous les phénomènes généraux et elle revient de plus belle.

C'est encore là une période de 3 à 5 jours d'insomnie absolue et qui se prolonge souvent bien au-delà, le sommeil ne revenant parfois qu'à la fin de la période de dessiccation, c'est-à-dire à la convalescence.

Dans la scarlatine, l'insomnie ne se montre généralement pas d'une façon continue, elle est surtout liée à la fièvre intense qui, dès le début, caractérise cette maladie. Cependant dans certaines formes graves qui s'accompagnent d'accidents nerveux très intenses, le manque de sommeil est absolu, il est lié d'une part à l'état fébrile, d'autre part à l'excitation nerveuse.

L'insomnie est assez rare dans la rougeole et ne se manifeste en général qu'à la fin de la période d'invasion. Cependant, comme pour la scarlatine, il y a des formes ataxo-adynamiques dans lesquelles l'insomnie est bien réelle.

Dans la fièvre typhoïde, l'insomnie apparaît dès le début et semble directement liée à l'intoxication cérébrale. Tantôt le sommeil est inquiet, troublé par des cauchemars, tantôt il fait complètement défaut.

Dans la période d'état, la fièvre étant constamment plus élevée le soir et les accidents nerveux plus intenses, il s'ensuit que l'insomnie nocturne est presque de règle. Souvent elle occasionne des troubles nerveux les plus graves, du délire et même de véritables accès de manie.

La convalescence elle-même est caractérisée encore pendant longtemps par des nuits pénibles. Les cauchemars sont souvent si angoissants que les malades résistent longtemps au sommeil.

Souvent, dans la période fébrile, l'insomnie est entretenue par la mauvaise habitude qu'on a de couvrir trop les malades, ce qui ne répond à aucune nécessité.

La meilleure façon de rétablir le sommeil sera donc d'abaisser la température et de calmer les accidents nerveux.

Il est un agent qui répond admirablement à ce double but et qui, donnant le repos aux malades leur procure un bien-être inexprimable, c'est l'eau froide soit en affusions, soit sous forme de bains selon la méthode de Brand.

Le bain froid par son action anti-thermique, tonique, diurétique, par son pouvoir de favoriser la phagositose, agit mieux sur l'insomnie que ne saurait le faire aucun hypnotique.

Quoique le public commence à connaître aujourd'hui cette méthode thérapeutique, l'on se trouve souvent en présence d'une opposition formelle du côté de la famille.

L'on ne doit pas oublier alors qu'au point de vue du sommeil, des bains même de 30° rendent souvent de grands services.

CHAPITRE VIII

L'INSOMNIE DANS QUELQUES AUTRES CAS

La Goutte. — Sur le terrain goutteux, l'accès est souvent annoncé par un cortège de symptômes dont le plus important est l'insomnie.

Pendant l'accès, naturellement, l'insomnie est complète, en général, pendant 4 ou 5 jours, dans toute la seconde moitié de la nuit.

Dans certains cas, l'accès n'a pas une forme franche et l'insomnie est, avec de légères douleurs, ce qui attire le plus l'attention des malades.

Dans la forme chronique, le manque de sommeil est encore plus persistant, et dans certains cas il entraîne un état d'angoisse morale des plus pénibles et qui a un retentissement des plus considérables sur l'état intellectuel de l'individu. Un exercice momodéré, du massage, des bains, des frictions stimulantes, le bromure de potassium, doivent être employés. On ne devra user du chloral et de l'antipy-

rine qu'avec beaucoup de précautions, de l'opium
et de la morphine qu'à doses très légères.

L'Arthritisme. — L'arthritisme cause souvent l'insomnie. Chez certains migraineux, les accès sont
parfois remplacés par de véritables crises d'insomnie très rebelle. Le bromure de potassium se montre seul efficace dans quelques cas ; le plus souvent,
c'est la diathèse elle-même qu'il faut traiter.

L'Anémie. — L'anémie s'accompagne aussi très
souvent d'insomnie. Les malades qui ont parfois des
somnolences pendant le jour, ne peuvent plus fermer
les yeux, dès qu'ils se trouvent dans la position hori-
zontale.

Il est absolument inutile, dans ces cas-là, de donner des hypnotiques ; la première indication sera de
faire cesser les causes qui entraînent l'anémie, les
meilleurs narcotiques seront : l'hydrothérapie, le
fer, le quinquina et l'arsenic.

Maladies de cœur. — Dans les maladies de cœur,
les accidents névro-cardiaques, l'anévrysme de
l'aorte, etc..., l'insomnie se montre assez souvent
associée à la douleur et à la dyspnée. Il faut se mon-
trer très prudent dans ces cas-là, dans le choix et
dans les doses des hypnotiques. On devra surtout
user du bromure de sodium et de la paraldéhide,
éviter d'employer le chloral et l'opium.

Syphilis. — À la période secondaire de la syphilis, apparaît quelquefois la fièvre, avec de l'affaiblissement des forces, perte de l'apétit, sueurs nocturnes, etc..., cette cachexie est souvent exagérée encore par une insomnie rebelle qui entraîne un véritable état neurasthénique. Le meilleur remède est le remède spécifique, le mercure et l'iodure de potassium.

La Chorée. — Dans les chorées graves, le sommeil est parfois troublé par suite de l'intensité même des mouvements. L'insomnie contribue à épuiser les malades, exagère les perturbations intellectuelles et favorise les hallucinations.

On a préconisé dans ces cas-là : les douches, l'opium à haute dose, le chloral et même les inhalations de chloroforme.

Aliénation mentale. — Enfin, il est une affection dans laquelle l'insomnie se montre particulièrement fréquente, c'est l'aliénation mentale. Mais en réalité, la folie n'étant pas une maladie, mais bien une réunion d'affections très diverses, il serait absurde de vouloir les traiter toutes par le même remède, et il serait trop long pour moi d'indiquer le traitement le plus efficace pour chacune d'elles.

De plus, les aliénés peuvent être atteints de maladies très diverses qui viennent encore modifier les indications thérapeutiques et fournir des contre-indications à l'emploi de certains médicaments.

Je renvoie donc encore une fois le lecteur aux quelques indications que je donne à la fin de ce travail, sur les hypnotiques et sur le meilleur usage qu'on peut en faire dans les divers cas.

CHAPITRE IX

QUELQUES HYPNOTIQUES

L'Opium et la Morphine

L'Opium ne doit pas être considéré, à proprement parler, comme un hypnotique.

Il ne jouit de cette propriété que chez certains malades, dans les cas où la douleur est la cause de l'insomnie.

La physiologie et la clinique sont absolument d'accord sur ce point, l'opium est un excitant, certains de ces alcaloïdes, comme la thébaïne, sont même de véritables convulsivants.

Ce n'est donc pas là un hypnotique vrai, et cependant, c'est à lui qu'on devra s'adresser de préférence à tout autre pour combattre l'insomnie douloureuse.

Ce que devra chercher avant tout le médecin, en effet, c'est de replacer l'organisme dans des conditions normales. L'excitation périphérique supprimée, le sommeil reviendra de lui-même et très rapidement.

L'opium est particulièrement indiqué dans l'insomnie liée à la toux, dans les douleurs des coliques hépathiques et néphrétiques, dans la sciatique, dans les crises douloureuses des cancéreux, etc...

Cependant ce remède n'est pas sans inconvénients. D'abord il peut produire, dans certains cas et en particulier chez les enfants qui le supportent très mal, de l'excitation, des rêves pénibles et même des hallucinations.

Il provoque souvent, chez les grandes personnes, de l'embarras gastrique, et son usage prolongé entraîne la constipation.

Le réveil est souvent pénible en ce sens que les malades, au lieu d'être frais et dispos, accusent parfois une véritable sensation de lassitude.

Si on emploie la morphine, j'ai déjà dit avec quelle circonspection on devait en user.

On ne doit employer ces deux médicaments qu'après s'être assuré de l'état des reins et de celui du cœur.

Dans les maladies de longue durée, il est nécessaire d'interrompre de temps en temps son emploi et de n'augmenter que graduellement les doses, afin d'éviter l'accoutumance.

OPIUM

Elixir parégorique.............. 2 à 20 gr.
Extrait de thébaïque — Pilules à 0,05 cent. 1 ou 2.
Sirop d'extrait..:.............. 5 à 50 gr.
Laudanum de Sydenham........ V à XI gouttes

Contre la toux :
Sirop d'opium.................... 20 gr.
Eau de laurier cerise.............. 10 gr.
Eau de laitue..................... 100 gr.

MORPHINE

Gouttes blanches de Gallard, 1 à II gouttes sur un morceau de sucre.
Injection hypodermique :

Chlorhydrate de morphine....... 0,10 cent.
Eau distillée.................... 10 gr.
1/2 à 1 seringue de Pravaz.

Bromure

Le bromure de potassium, comme l'opium, n'est pas un hypnotique vrai, cependant c'est à lui qu'il faut s'adresser, dans certains cas déterminés, pour obtenir le sommeil.

Il est, plus que tout autre, apte à faire cesser l'insomnie causée par une surexcitation intellectuelle continue, telle qu'on l'observe chez les savants, les littérateurs et certains commerçants.

Toute insomnie qui a pour cause une excitation psychique intense, surtout chez les névropathes, ne doit pas chercher ailleurs son remède. L'on est surpris souvent de la voir céder à 2 ou 4 gr. de bromure de potassium, pris pendant quelques jours d'une façon régulière.

Le sommeil ainsi produit est calme et procure le plus grand bien-être.

C'est encore au bromure qu'il faut s'adresser pour l'insomnie de l'enfance, lorsqu'elle est liée, comme cela se produit généralement, à un certain degré d'excitation.

C'est encore lui qui rendra les plus grands services chez les morphinomanes, et l'on sera souvent surpris d'obtenir chez eux des effets remarquables avec de très faibles doses de bromure alors que les hypnotiques vrais avaient déjà échoué.

Le bromure n'est pourtant pas toujours exempt d'inconvénients, et à certaines doses, il peut produire, chez certains individus, de la paresse de la mémoire, de la céphalalgie, des vertiges, de la somnolence, etc...

Aussi est-il préférable d'employer le bromure de sodium (surtout chez les enfants), qui jouit des mêmes propriétés et qui est quarante fois moins toxique.

1° Bromure de sodium..................... 8 gr.
Eau distillée..................... 120 gr.

2° Bromure de sodium................. 16 gr.
Eau distillée..................... 40 gr.
Sirop écorce oranges.......... q. s. p. 250 cc.
de 2 à 4 cuillerées à bouche par jour.

Le Chloral

Le chloral est un hypnotique vrai. C'est un bon somnifère qui a pour lui bien des choses. Il agit très rapidement (5 à 20 minutes), produit un sommeil prolongé (5 à 10 heures), dépourvu de rêves pénibles. Le réveil a lieu normalement, sans céphalalgie ou autres incommodités.

Son action est des plus constantes, l'accoutumance est assez longue à se produire.

Il semble, de plus, agir d'une façon spéciale pour régulariser le sommeil.

C'est donc un bon et puissant hypnotique qu'on emploiera avec avantage dans toutes les insomnies de causes nerveuses.

Il agit bien chez les fébricitants, dans certains cas où il y a excitation cérébrale surtout, et dans beaucoup de formes de l'aliénation mentale.

Contrairement à l'opium, les enfants le supportent en général très bien.

Cependant, le chloral a, lui aussi, ses inconvénients. Son goût est désagréable, il est irritant pour les muqueuses et ne peut s'employer que lorsque celles-ci sont absolument intactes.

Parfois et surtout lorsqu'on n'emploie que de faibles doses, il produit du délire.

Enfin, il est formellement contre-indiqué chez les alcooliques et dans les maladies du cœur, où par suite de son action déprimante, il peut entraîner les accidents les plus graves.

Sirop de chloral (Codex)............. 20 à 80 gr.
Chloral........................... 2 à 4 gr.
Bromure de potassium............ 2 gr.
Julep gommeux................... 120 gr.
à prendre en deux fois.

Lavement . { Hydrate de chloral ..   3 gr.
            { Eau.................. 50 gr.
mettre dans un verre de lait avec un jaune d'œuf.

Paraldéhyde

La paraldéhyde agit d'une façon analogue au chloral, mais présente sur ce dernier l'avantage de ne pas produire d'accidents cardiaques graves.

Le sommeil ne se produit guère qu'une demi-heure à 1 heure après son absorption, il dure de 8 à 10 heures, est calme, réparateur, et le réveil est exempt de céphalalgie.

La paraldéhyde offre, en plus, l'avantage de n'avoir aucune action désagréable sur le tube digestif.

Ce médicament rendra de grands services dans les insomnies liées aux névropathies. Il est très employé dans l'aliénation mentale et agit d'une façon particulièrement efficace sur l'insomnie des morphinomanes et sur celle provoquée par les abus alcooliques.

Chez les enfants, la paraldéhyde est précieuse pour combattre l'insomnie qui accompagne le travail de la dentition, enfin, il est tout indiqué dans les cardiopathies.

Cependant, ce médicament est inférieur au précédent, sur bien des points. La paraldéhyde n'est pas un hypnotique aussi sûr, aussi fidèle que le chloral ; une douleur même très légère est pour elle un obstacle insurmontable.

Elle a de plus, contre elle, son goût et son odeur désagréables, qu'il est toujours nécessaire de masquer.

Enfin, elle est formellement contre-indiquée dans les affections des poumons et surtout chez les tuberculeux, chez lesquels elle produit une dypsnée des plus intenses et des plus pénibles.

Potion d'Yvon.

Paraldéhyde........................	2 gr.
Eau de tilleul......................	70 gr.
Tenit, vanille......................	XX gr.
Sirop laurier cerise................	30 gr.

à prendre en 2 fois.

Sulfonal

Le sulfonal ne peut être employé aussi que dans les insomnies non douloureuses, le sommeil qu'il procure se rapproche beaucoup du sommeil normal. Il n'a aucune action mauvaise sur le cœur. Mais, le sommeil ne se produit quelquefois que très tard après l'absorption, 2 à 3 heures et quelquefois plus, et le sommeil est le plus souvent accompagné de pesanteur de tête.

Enfin, dans certains cas, l'on voit l'envie de dormir se poursuivre longtemps après le réveil.

Parfois, la cyanose se produit à la suite de l'absorption de ce médicament, mais en général, n'a aucune gravité.

Sulfonal . . . . de 1 à 3 gr. en cachets. prendre tout de suite après le repas, avant une tasse d'infusion chaude.

Trional

Le trional présente sur le sulfonal les avantages suivants : agit à dose plus faible, l'effet se produit plus rapidement (15 à 20 minutes), le sommeil est en général plus profond et de plus longue durée. L'accoutumance se produit difficilement. Le prendre dans les mêmes conditions que le sulfonal, en cachets de 0.50 cent.; de 1 à 4 cachets.

L'Hypnal

C'est un bon médicament ; quoique peu usité, il possède la double propriété d'être à la fois hypnotique et analgésique. Ce sont là des caractères très précieux, qui font réserver son emploi pour des cas tout à fait déterminés où, à l'insomnie de cause nerveuse se joint un état névralgique plus ou moins fort, tenant souvent à la même cause. Il n'est, du reste, pas désagréable à prendre, pas irritant.

De 1 à 3 gr. en cachets, potion, sirop, etc., prendre 3 cachets de 0.50 cent. avant de se coucher, dans l'espace d'une heure.

L'Uréthane

C'est un hypnotique très peu toxique, bon surtout pour les enfants.

Potion de Vigier.

Uréthane.......................	3 à 4 gr.
Sirop fleurs d'oranger...........	30 gr.
Eau...........................	100 gr.

à prendre en 1 fois.

L'Hypnone

Hypnotique faible, contre-indiqué dans les affections cardiaques.

Perles à......................	0.10 cent.

de 2 à 4 perles.

La Chloralose

De 0.20 à 0.60 en cachets, est employée comme succédané du chloral, elle est bien tolérée par l'estomac, mais doit être administrée avec beaucoup de précautions, car elle a déjà donné lieu à bien des accidents plus inquiétants, il est vrai, en apparence qu'en réalité.

Je ne veux pas poursuivre plus loin cette étude des hypnotiques, je crois avoir cité les principaux, ceux qui, à mon avis, doivent rendre le plus de services.

Les chimistes cherchent avec ardeur à trouver l'hypnotique idéal, en créent tous les jours de nouveaux, mais l'hypnotique parfait reste encore à trouver, et aucun de ceux que nous avons décrit ne peut prétendre l'être.

Cependant, s'il y en a beaucoup, il n'est pas moins vrai que chacun répond plus particulièrement à un cas donné, et il arrive souvent qu'après avoir épuisé l'action de l'un, l'on est obligé de passer à l'autre.

Trop heureux est le malade, si cette gradation, ainsi que celle des doses, a été faite d'une façon sage et réfléchie et si on n'a pas, en quelques jours, épuisé toute la liste.

Mais, alors même que tous les hypnotiques auraient été essayés sans succès, le malade ne doit pas se laisser abattre.

Il faut se mettre à faire ce par quoi l'on aurait dû commencer; chercher la cause de l'insomnie, la diathèse, la combattre, transformer son hygiène, ne plus absorber de poisons et on arrivera souvent par des moyens les plus simples, à des résultats inespérés.

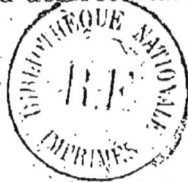

TABLE DES MATIÈRES

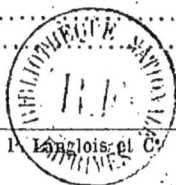

Châteauroux. — Typ. et Lith. P. Langlois et Cⁱᵉ

261

www.ingramcontent.com/pod-product-compliance
Lightning Source LLC
Chambersburg PA
CBHW030931220326
41521CB00039B/2135